edition **+ plus**

Jesper Juul

Die intuitive Verbindung

Wenn ein Elternteil besondere
Bedeutung für das Kind hat

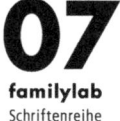

07
familylab
Schriftenreihe

Jesper Juul

Die intuitive Verbindung

Wenn ein Elternteil besondere
Bedeutung für das Kind hat

Copyright © by Jesper Juul
Übersetzung & Lektorat: Nuka Matthies, Berlin
Verlagsredaktion: Mathias Voelchert GmbH
Umschlaggestaltung: Mathias Voelchert GmbH & Sead Mujić
Typografische Bearbeitung und Satz: Sead Mujić
Herstellung BoD – Books on Demand, Norderstedt
Printed in Germany
ISBN 978-3-935758-62-8

Dieses Buch ist auch als eBook erhältlich
mit der ISBN 978-3-935758-63-5

Hörbuch gesprochen von Claus Vester:
ISBN 978-3-935758-64-2

Copyright für die deutsche Ausgabe 2015
© by Jesper Juul und Mathias Voelchert GmbH Verlag, München,
edition + plus
1. Auflage 2015

Kontakt: info@familylab.de

www.familylab.de
www.familylabassociation.com
www.jesperjuul.com

Inhalt

*Die intuitive Verbindung entfaltet ihre volle kon-
struktive Macht in dem Moment, in dem sowohl
das entsprechende Elternteil als auch das Kind ihre
Existenz anerkennen – vor allem dann, wenn das
andere Elternteil in der Lage ist, diese Verbindung
zu unterstützen.*

Jesper Juul

Einleitung

Ich habe diesen Essay geschrieben, weil ich meine normale Sprechstimme verloren habe und weil ich nicht mehr reisen und lehren kann, wie ich das bisher getan habe. Viele Jahre lang habe ich mich gescheut, über dieses Thema zu schreiben – vor allem, weil ich befürchtet habe, dass Eltern in Trennung das beschriebene Phänomen gegeneinander und gegen ihre Kinder benutzen könnten. Ich habe mehrere kleine Vorträge über das Thema gehalten, und ich habe darüber auch ausgiebig mit Eltern und Fachleuten diskutiert. Aber aus verschiedenen Gründen habe ich es immer vorgezogen, meine Gedanken zu dem Thema mündlich mitzuteilen. Ich wusste, dass es für viele eine völlige Überraschung – fast schon eine Enthüllung – bedeutete, und es war mir wohler, wenn ich mir für das Thema so viel Zeit nehmen konnte, wie ich und die Beteiligten brauchten.

Ein weiterer Grund für meine Zurückhaltung war, dass die Vorstellung einer besonderen, existentiellen Verbindung zwischen einem Kind und einem seiner Eltern keine wissenschaftliche Basis hat – zumindest soweit ich weiß. Bisher scheinen sich die Wissenschaftler dieses Phänomens nicht bewusst zu sein, oder sie haben es nicht als wichtig genug erachtet, um es eingehend zu untersuchen.

Alles, was ich beizutragen habe, ist meine lebenslange Erfahrung als Psychotherapeut für Erwachsene, Gruppen und Familien. Ich habe viele Jahre gebraucht, um meine eigene Skepsis zu überwinden, und ich habe mich im Laufe dieses Prozesses immer wieder selbst an das alte Sprichwort erinnert: »Wenn du einen Hammer hast, fangen alle Probleme an, wie Nägel auszusehen.«

Das Anliegen dieses Essays ist es also nicht, Sie davon zu überzeugen, dass ich recht habe. Daran habe ich kein Interesse. Ich habe ein doppeltes Motiv: Ich möchte die Leser dazu anregen, sich und ihre Kinder in einem anderen Licht zu sehen, und ich habe Interesse an der Rückmeldung und der persönlichen Erfahrung, die meine Leser bereit sind, mir mitzuteilen. Und wer weiß, vielleicht lässt sich ja das Interesse des einen oder anderen Wissenschaftlers wachkitzeln.

Vor ein paar Stunden habe ich online ein Elternpaar beraten, das sich Sorgen um seine dreijährige Tochter macht. Die Tochter ist schüchtern, sie will nicht wirklich mit anderen Kindern spielen und so weiter. Beide Elternteile neigen dazu, überfürsorglich zu sein, und ihre echte Empathie hat eine Beziehung entstehen lassen, in der die Gefühle und Meinungen der Tochter inzwischen weit mehr geworden sind als eine Orientierungshilfe für die Eltern – sie sind zum unumstrittenen Anführer geworden. Das ist ein sehr verbreitetes Phänomen in heutigen Familien, und wir können nur dann einen gesünderen Weg für alle Beteiligten finden, wenn wir in den einzelnen Familien die jeweilige Struktur des Phänomens kennen.

Im Laufe unseres Gesprächs stellte sich heraus, dass die Mutter sich in Gegenwart von Fremden oft unwohl fühlt. Ich fragte, ob es zwischen ihr und der Tochter eine besonders enge Beziehung gäbe, und meine Anregung war, dass das wichtig sein könnte für die Versuche der Eltern, auf angemessene Art und Weise für ihre Tochter zu sorgen. Die Mutter tat diesen Vorschlag sofort als »Quatsch« ab. Sie verstand meine Frage als den Versuch, ihr die Schuld für die Schwierigkeiten der Tochter zu geben. Als ich darauf hinwies, dass es darum nicht ging – dass sie nicht schuld an den Schwierigkeiten der Tochter war, sondern dass sie im Gegenteil ein Mittel sein könnte, dem Mädchen zu helfen –, war sie in der Lage, die Angelegenheit zu reflektieren. Am Ende machte der Vorschlag für sie und für ihren Mann Sinn, und die Mutter erkannte das Potential für eine gemeinsame persönliche Entwicklung ihrer Tochter und ihrer selbst.

Wenn ich bei diesem Fall richtig liege, verfügt die Mutter über ein viel größeres Potential, die Tochter zu führen und ihr zu helfen, als der Vater. Ich hoffe, das Folgende macht deutlich, warum das so ist. Bis zu diesem Zeitpunkt hat der Vater seine Frau auf unterschiedliche Arten und Weisen geschützt. Er hat ihre Ängstlichkeit kompensiert, und wann immer sie sich unzulänglich gefühlt hat, hat er übernommen. Da das seine Art zu lieben ist, wird er dieses Muster höchstwahrscheinlich in der Beziehung zu der Tochter wiederholen, und Ängstlichkeit als einzig bekannter Bewältigungsmechanismus wird auf diese Weise weitergegeben.

Wenn auf der anderen Seite die Mutter erkennt, dass ihr bei der Aufgabe, die Entwicklung ihrer

Tochter zu unterstützen, die einflussreichere Rolle zukommt, und wenn sie bereit ist, ihrer Tochter zuliebe die eigene Komfortzone zu verlassen, werden beide davon profitieren. Der Vater seinerseits kann dann damit aufhören, »seine Mädchen« zu versorgen und zu beschützen, und stattdessen damit anfangen, Freude an ihnen zu haben.

Dies ist allerdings eine sehr komprimierte Version dessen, was ich in diesem Essay deutlich machen möchte – das enorme Potential einer intuitiven Verbindung, die zwischen einem Kind und nur einem der beiden Elternteile existieren kann. Die Bezeichnung »intuitive Verbindung« wurde von jemand anderem vorgeschlagen, und ich fühle mich nicht ganz wohl mit ihr – mir persönlich klingt das etwas zu sehr nach New Age. Da ich aber bisher noch nicht auf eine bessere Alternative gekommen bin, werde ich vorerst diesen Begriff verwenden.

Die intuitive Verbindung entfaltet ihre volle konstruktive Macht in dem Moment, in dem sowohl das entsprechende Elternteil als auch das Kind ihre Existenz anerkennen – vor allem dann, wenn das andere Elternteil in der Lage ist, diese Verbindung zu unterstützen. Ich habe noch kein Kind (auch kein Kind im Teenageralter) getroffen, das sich dieser Verbindung nicht bewusst gewesen wäre oder das diese Verbindung nicht sofort in meinen Beschreibungen wiedererkannt hätte. Erwachsene brauchen oft mehr Zeit, entweder weil sie skeptisch sind, nicht »besonders« sein wollen oder weil sie von Gefühlen überwältigt werden. Letzteres passiert oft in Familien, in denen die Väter in dem Glauben gelebt haben, ihre Frauen könnten »besser mit den Kindern umgehen«, wie später in Beispiel 2 beschrieben.

Falls der Inhalt dieses Essays für Sie als Privatperson und/oder als professionelle Beraterin oder als professioneller Therapeut Sinn ergibt, dann hoffe ich, dass Sie anderen Menschen auch weiterhin mit einer offenen, interessierten und emphatischen Denkweise begegnen. Versuchen Sie nicht, Beziehungen zwischen anderen zu definieren, sondern teilen Sie den anderen Ihre Wahrnehmung mit und überlassen Sie ihnen dann selbst die Entscheidung, wie sie diese verarbeiten wollen.

7

Die emotionale und die intuitive Verbindung

Hier eine einfache Grafik, um das Phänomen zu veranschaulichen:

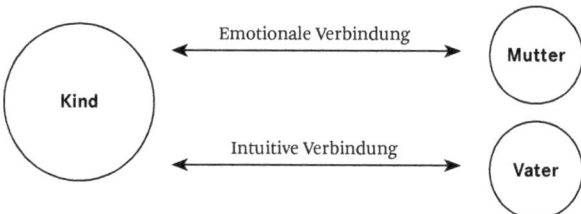

Ganz allgemein gesprochen existieren in beiden Beziehungen gegenseitige Liebe und der Wunsch, wertvoll für den anderen zu sein. Wenn ich von Liebe spreche, meine ich damit allerdings die Liebe in den Herzen und in den Absichten der Beteiligten und nicht die Qualität dessen, was *zwischen* ihnen passiert. Im Fall dieser Grafik ist die Beziehung zwischen Kind und Vater sichtbar stärker, da sie durch eine intuitive Verbindung verstärkt wird. Diese beinhaltet eine ausgeprägte existentielle Komponente. Der Vater ist in diesem Fall ein stärkeres und einflussreicheres Rollenvorbild in Hinsicht auf die inneren und äußeren Verhaltensmuster, die das Kind entwickeln wird. Das kann genauso gut andersherum sein – mit der Mutter als intuitiv mit dem Kind verbundenem Elternteil. Die jeweils andere Person ist im Leben des Kindes genauso wichtig – als das Halt gebende Elternteil.

Viele erwachsene Kinder werden sich einer solchen Verbindung erst bewusst, wenn ihre Eltern sterben. War der Vater das intuitiv verbundene Elternteil, und die Mutter stirbt, dann ist das traurig für die Kinder, und sie vermissen ihre Mutter und trauern um sie. Stirbt der Vater, fühlen sich die Kinder vollkommen allein auf der Welt. »Was auch immer geschah, er hat mich stets begleitet – von jetzt an bin ich allein unterwegs«, wie es eine Tochter einmal ausdrückte.

Ich denke, der entscheidende Grund, dass diese Art der Verbundenheit vielen von uns erst sehr spät oder gar nicht bewusst wird, ist, dass sie mit einem sehr starken Tabu belegt ist – wir sollen unsere Kinder alle auf die gleiche Art und Weise lieben und das eine genauso sehr wie das andere. Täglich fragen Tausende von Kindern auf der ganzen Welt ihre Eltern: »Liebst du meine Schwester mehr als mich?« oder »Warum liebst du meinen Bruder mehr?« Viele dieser Kinder werden dazu gebracht zu schweigen, andere spüren das Tabu von allein und versuchen für sich, das Mysterium zu ergründen. Das Gleiche gilt für viele Eltern, die sich schuldig dafür fühlen, dass ihre Verbundenheit mit dem einen Kind stärker zu sein scheint als mit dem (oder den) anderen. Weil sie keine andere Bezeichnung für diese Verbundenheit kennen, denken sie, es wäre Liebe.

Eine Mutter reagierte einmal mit Tränen der Erleichterung auf meinen Versuch, die intuitive Verbindung zu beschreiben. »Ich habe mich immer so schlecht gefühlt, weil ich meine eigene Familie als zwei Familien sehe. Ich habe bei der Heirat meinen

Geburtsnamen behalten, und mein neunjähriger Sohn und ich sind die Johnson Familie, während mein Mann und unsere vierzehnjährige Tochter die Campbells sind. Jetzt ist mir klar, was einer der Unterschiede zwischen uns ist. Wenn ich meine Tochter bitte, mir im Garten zu helfen, endet das oft in einem Konflikt, weil ich ihr alles zehnmal sagen muss. Wenn mein Sohn mir hilft, macht er alles schon beim ersten Mal richtig, und beim nächsten Mal weiß er immer noch, wie es geht. Mit ihm zu arbeiten ist einfach so viel unkomplizierter.«

Das Wichtigste ist, dass wir verstehen, dass die intuitive Verbindung nichts mit Liebe zu tun hat. Diese Art der Verbindung gehört zu keiner emotionalen Kategorie. Sie bedeutet nicht, dass dieser oder jener Vater sein Kind mehr liebt als die Mutter oder als seine anderen Kinder, und sie bedeutet auch nicht, dass das Kind seinen Vater mehr liebt als die Mutter. Es gibt keinen Grund zur Eifersucht, allerdings kann das andere Elternteil manchmal gute Gründe haben, neidisch zu sein.

In den letzten paar Jahrzehnten hat die Entwicklungspsychologie entdeckt, dass »Bindung« eine entscheidende Größe in der Beziehung zwischen Eltern und Kind darstellt, und das war gut so. Die intuitive Verbindung scheint jedoch unabhängig zu sein von dem erfolgreichen Aufbau von Bindung in den ersten vier bis fünf Jahren des kindlichen Lebens und Koexistierens mit den Eltern. Sie hat das Potential, Bindung zu jedem Zeitpunkt des Lebens aufzubauen.

Die intuitive Verbindung ist also keine Liebe, und sie ist unabhängig von Bindung – was aber ist sie nun? Aufbauend auf meiner Erfahrung und auf den Geschichten, die mir Hunderte von Menschen erzählt haben, lautet die genaueste Beschreibung, die ich (aus kindlicher Perspektive formuliert) geben kann:

Die *intuitive Verbindung* ist eine existentielle Verbundenheit, über die das Kind lernt, wie das entsprechende Elternteil mit den Herausforderungen und den Segnungen des Lebens umgeht, und über die das Kind diese Kompetenzen und Muster in sein eigenes Sein integriert.

Wenn das alles ist, dann ist das nicht besonders neu. Allerdings gibt es da noch mehr:

- Wenn dieses Elternteil nicht verfügbar ist – wenn es zum Beispiel gestorben ist, »nie« zu Hause oder aus anderen Gründen im Leben des Kindes nicht präsent ist –, ist es für das andere Elternteil fast unmöglich, ein Rollenvorbild zu werden. So wächst das Kind in einem existentiellen Vakuum und mit einem massiv eingeschränkten Selbstgefühl auf. Ein Beispiel dafür ist, dass dem einen Kind ein Elternteil nach einer Trennung zutiefst fehlen kann, während das Geschwisterkind dieses Elternteil, das es jetzt nur noch ab und zu an den Wochenenden sieht, einfach vermisst. Dem ersten Kind wurde ein existentielles Bedürfnis versagt, seinem Geschwister »nur« ein geliebter Mensch weggenommen. Das erste Kind ist unglücklich, verloren und einsam. Dem anderen Kind geht es im Großen und Ganzen ganz okay, und es passt sich an die neue Realität an.

- Egal, wie sehr das Kind bestimmte Verhaltensanteile des entsprechenden Elternteils – beispielsweise Gewalt oder Alkoholismus – emotional ablehnen mag, es wird höchstwahrscheinlich ähnliche Verhaltensmuster – beispielsweise eine andere Form von aggressivem beziehungsweise selbstzerstörerischem Verhalten – entwickeln. Beide Symptome sind äußere Manifestationen der Art und Weise, wie ein Mensch innere Konflikte und Schmerz bewältigt. Entscheidet sich das betroffene Elternteil dafür, sich Hilfe zu holen und neue Bewältigungsstrategien zu lernen, wird das Kind davon profitieren.

- Es kommt oft vor, dass dieses Elternteil sich seiner Verhaltensmuster nicht bewusst ist, dass es versucht, sie zu vertuschen oder zu kompensieren oder dass es in Bezug auf sie lügt, und das macht es natürlich extrem schwierig für das Kind, sich mit sich selbst wohlzufühlen. Eine andere sehr verbreitete Strategie ist es, dass Eltern versuchen, zu verhindern, dass ihr eigenes Verhalten auf die Kinder »abfärbt«. Dementsprechend fördern und predigen sie besseres Verhalten, wobei sie fälschlicherweise annehmen, dass existentielle Entwicklung in erster Linie ein kognitiver Prozess ist. Diese Strategie stürzt das Kind in einen massiven existentiellen Konflikt, und sie verringert seine Fähigkeit, Autoritätspersonen zu vertrauen.

- Der Prozess des Lernens und der Integration findet selten in Form von »lehrenden« Eltern statt. Er ähnelt eher der »Osmose«, wie wir sie aus dem Pflanzenreich kennen. Die besten Voraussetzungen für diesen Prozess werden durch den kontinuierlichen Kontakt innerhalb eines gemeinsamen Zuhauses geschaffen. Wenn das nicht möglich ist – aufgrund von Trennung oder weil Eltern viel unterwegs sind oder in einer anderen Stadt beziehungsweise in einem anderen Land arbeiten –, wird es schwierig oder sogar unmöglich für das Kind zu lernen und für das entsprechende Elternteil, sich an dem Kind zu freuen.

- Wichtig: Kein Außenstehender – sei es ein Familienmitglied, ein Freund oder eine Therapeutin – kann feststellen, ob die intuitive Verbindung in einer bestehenden Eltern-Kind-Konstellation wirklich existiert. Sie kann von anderen als Möglichkeit formuliert werden, doch bestätigt werden kann sie nur von dem betreffenden Erwachsenen und dem betreffenden Kind.

Wie funktioniert die intuitive Verbindung?

Wann entsteht diese besondere Verbindung, und wer trifft diese Entscheidung – das Kind, das Elternteil oder beide? Die kurze Antwort lautet: Ich habe keine Ahnung. Ich kenne Beispiele, die vollkommen unglaubwürdig wirken, und andere, die absolut eindeutig scheinen. Ich habe über einen Zeitraum von fünfzehn Jahren viele junge und erwachsene Adoptivkinder aus verschiedenen Ländern getroffen, und viele von ihnen verspürten den Drang, zurückzugehen und ihre biologischen Eltern (meistens die Mütter) zu finden. Etwa fünfzig Prozent derer, denen es gelang, ihre biologischen Mütter zu finden, empfanden das als eine sehr bedeutungsvolle Erfahrung. Sie hatten das Gefühl, eine Identität gefunden zu haben, die ihnen gefehlt hatte, und eine lebenslange Verbindung zu ihren Eltern und ihren anderen Familienangehörigen entstand. Für die anderen fünfzig Prozent war die Erfahrung befriedigend, weil sie Antworten auf viele ihrer Fragen gefunden haben, doch die Beziehungen wurden nie nah und bedeutungsvoll in einem existentiellen Sinn.

Die Adoptivkinder der ersten Gruppe nickten immer eifrig, wenn ich über die intuitive Verbindung sprach, während die zweite Gruppe das Phänomen nicht wiedererkannte. Interessanterweise konnte kein einziges Adoptivkind eines seiner Adoptiveltern als intuitiv verbunden benennen.

Eine mögliche Schlussfolgerung ist, dass es ein biologisches Bindeglied zwischen Kindern und Eltern geben muss. Könnte es sein, dass bei einigen der Adoptivkinder, die keine intuitive Verbindung mit ihren Müttern gespürt haben, eine solche Verbindung mit ihren Vätern, die sie nie getroffen haben, existiert?

Beispiel 1

Ich habe einmal einen elfjährigen Jungen getroffen, der seit etwa einem Jahr depressiv (nicht einfach nur traurig oder unglücklich) war. Als seine Mutter mit ihm schwanger geworden war, hatte der Vater sich sofort aus der Beziehung zurückgezogen und erklärt, dass er keinerlei Kontakt zu dem Kind oder irgendwelche Verantwortung haben wollte. Die Mutter hatte das akzeptiert und nie versucht, ihn zu kontaktieren.

Der Junge hatte nach seinem Vater gefragt, als er etwa drei, sechs und neun Jahre alt war. Seine Mutter hatte ihm dann die Wahrheit erzählt, und er war beruhigt. Jetzt war der Junge untröstlich, und er hatte seine Lebenswillen verloren.

Mit Erlaubnis der Mutter schrieb ich einen Brief an den Vater. Ich beschrieb ihm die Situation und bat ihn, seinen Sohn zu besuchen, ihn anzurufen oder ihm zu schreiben und seine Haltung persönlich zu bestätigen. Der Vater entschied sich dafür zu schreiben, und zwei Tage, nachdem der Junge den Brief gelesen hatte, hatte er seine Depression überwunden. Als ich mich drei Jahre später bei ihnen meldete, um zu erfahren, ob alles in Ordnung war, hatte der Junge eine sehr kraftvolle Beziehung zu seinem männlichen Fußballtrainer aufgebaut, und es ging ihm so gut wie jedem anderen Teenager. Seine Mutter hatte erkannt, dass ihre Möglichkeiten, ihrem Sohn zu helfen, begrenzt waren, und sie hatte noch immer damit zu kämpfen, ihre elf Jahre zurückliegende Entscheidung, die Haltung des Vaters zu unterstützen, zu verarbeiten.

Es scheint möglich, dass die intuitive Verbindung auch ohne physische Nähe und ohne Interaktion zwischen Elternteil und Kind existieren kann – dann allerdings ohne ihre Vorteile.

Ich habe viele Beispiele erlebt, die in die gleiche Richtung gehen. Damals habe ich über einen Zeitraum von zehn Jahren mit Gruppen alleinerziehender Mütter, die am unteren Rand der Gesellschaft lebten, gearbeitet. Zu dieser Zeit war gemeinsames Sorgerecht keine Option, und in neunundneunzig Prozent aller Fälle hatten die Mütter das volle Sorgerecht über ihre Kinder. Viele der Väter verhielten sich mehr oder weniger unverantwortlich, tranken viel zu viel oder hatten wenig Sinn für Verpflichtungen gegenüber anderen Menschen. Ihre Kinder bekamen monatelang nichts von ihnen zu sehen oder zu hören, und dann plötzlich riefen die Väter an und verlangten, ihr Kind zu sehen. Sie vereinbarten einen Termin, um ihr Kind abzuholen, und dann erschienen sie entweder einfach nicht oder sie fuhren das Kind zu ihrer eigenen Mutter oder Schwester und gingen einen trinken.

Etwa die Hälfte der Kinder in dieser schmerzhaften Situation gab nach ein oder zwei Jahren auf und verweigerte den weiteren Kontakt zu den Vätern. Die andere Hälfte bestand darauf, den Kontakt aufrechtzuerhalten, trotz des Drucks, der von ihren Müttern, Großeltern, Geschwistern und Sozialarbeitern ausging. Das waren genau die Kinder, deren Mütter immer das Gefühl hatten, dass sie auf das Denken und Verhalten ihrer Kinder keinerlei Einfluss hatten, egal wie sehr sie dies auch versuchten. Und egal, wie viel professionelle Unterstützung diese Mütter und ihre Kinder bekamen, es half nie wirklich. Nach einigen Tagen oder Wochen fühlten sich die Mütter wieder ratlos, und ihre Kinder waren genau so einsam und verzweifelt wie vor der Intervention. Und beide zahlten dafür einen sehr hohen Preis in Bezug auf ihr Selbstwertgefühl und ihr Selbstvertrauen.

Es gelang mir oft, die Dinge auf eine konstruktivere Ebene zu verlagern, indem ich das Erleben des Kindes anerkannte und sagte: »Ich weiß, dass du deinen Vater vermisst, und das ist schon schlimm genug. Aber du *brauchst* ihn auch wirklich, und das ist noch viel schlimmer, denn das bewirkt, dass du dich vollkommen einsam und verloren fühlst.« (Die meisten Kinder verstehen den Unterschied zwischen existentieller und sozialer Einsamkeit ohne weitere Erklärungen.) In den meisten Fällen reagierte das Kind unmittelbar, indem es weinte und nickte, und seine Tränen waren Tränen der Erleichterung und der Dankbarkeit darüber, dass ihm endlich jemand mit den entscheidenden Worten zu Hilfe kam – mit Worten, die sie unmöglich in ihrem eigenen Wortschatz hätten finden können.

»Was kann ich tun?«, fragten die Kinder und ihre Mütter. Den Kindern sagte ich: »Das Beste, was du tun kannst, ist dir über das klar zu werden, was du schon weißt – dass du allein bist. Du wirst deine eigenen Wege im Leben finden müssen, und du wirst mehr Verantwortung für dich selbst und für deine Entscheidungen tragen müssen, als ein Kind sollte. Deine Mutter und andere Erwachsene können dich anleiten und dir Vorschläge machen, aber sie können nicht das sein, was dein Vater für dich hätte sein sollen – und trotzdem kannst du immer noch ein sehr gutes Leben führen.«

Vielleicht finden Sie, dass das eine Menge Worte sind für ein drei-, sechs- oder zehnjähriges Kind, aber diese Worte vermitteln die richtige Botschaft, etwas, das Kinder zu schätzen wissen. Sie sehnen sich nicht nach intellektuellem Verständnis, sondern nach Sinn und danach, sich »gesehen« zu fühlen, statt betrachtet, beobachtet, abgeschätzt und nach ihrem Verhalten beurteilt zu werden.

Zu den Müttern sagte ich: »Ich weiß, wie sehr Sie Ihre Tochter/Ihren Sohn lieben, und wie gern Sie ihr/ihm helfen würden, aber Sie können das nicht auf dieselbe Art und Weise tun wie bei Ihrem anderen Kind. Sie müssen versuchen, mit der Tatsache zu leben, dass Ihr Kind trotz Ihrer Liebe und Ihrer Fürsorge einsam ist. Es wird Ihre Führung und Ihre Rückmeldungen akzeptieren, wenn Sie diese klar und ehrlich kommunizieren, aber wenn Sie versuchen, Ihr Kind unter Druck zu setzen oder zu manipulieren, wird es sich von Ihnen abwenden. Die Form von Macht, die

Eltern erwarten, können Sie nicht haben. Aber wenn Sie das respektieren, können Sie eine Menge Einfluss haben.«

Viele der Mütter waren nicht in der Lage, den Unterschied zwischen Macht und Einfluss zu erfassen, aber diese Botschaft half ihnen, sich von ihren Schuldgefühlen zu befreien. Außerdem gab sie den Müttern etwas, dass sie wirklich für ihr Kind tun konnten, und so konnten sie sich auch wieder wertvoll für dessen Leben fühlen. Oft waren Zeit und langwierige Gespräche notwendig, bevor diese Mütter ihr instinktives Verlangen, ihr Kind zu trösten und ihm beruhigende und optimistische Versprechen zu machen, bezähmen konnten. Für viele von ihnen war das die erste Konfrontation mit der Tatsache, dass nicht alles, was aus liebevoller Absicht geschieht, sich wie Liebe anfühlt.

Wir werden vielleicht nie herausfinden, wie, wann und warum diese besondere Form der Beziehung entsteht, und möglicherweise ist das auch nicht so wichtig. Für mich hat ihre Bedeutung von Anfang an in der Tatsache gelegen, dass das beidseitige Anerkennen ihres Wesens ein unglaubliches Heilungspotential hat – ein Potential, in dem viel mehr Macht liegt als in irgendeiner Form von professioneller Therapie oder von pädagogischen Strategien und Methoden.

Beispiel 2

Eine dreiköpfige Familie suchte mich auf. Die Mutter war Lehrerin, sehr warm, extrovertiert und lebendig.

Der Vater war Buchhalter, introvertiert und sehr ernsthaft und verantwortungsbewusst. Die Tochter Elisabeth war sieben Jahre alt, hübsch und mit einem traurigen Gesicht. Die Sitzpositionen, die sie wählten, gaben einen ersten kleinen Hinweis auf das, was sich später als entscheidend herausstellen sollte. Die Mutter saß allein auf einem kleinen Sofa, Vater und Tochter mit einem halben Meter Abstand voneinander auf dem anderen.

Mutter: Wir sind hier, weil sich Elisabeths Persönlichkeit im Laufe der letzten zwei Jahre fast völlig verändert hat. Sie war immer sehr fröhlich, kontaktfreudig und lustig. Jetzt ist sie bedrückt, oder vielleicht wäre melancholisch das passendere Wort.

Meine erste Reaktion war eine Routine-Frage nach dem Lehrbuch:

Jesper Juul: Ich wüsste gern, ob zu der Zeit, in der Sie diese Veränderung wahrgenommen haben, irgendetwas passiert ist.

Mutter: Oh ja! Erst gab es einen schrecklichen Unfall im Kindergarten. Ein kleiner Junge hat sich stranguliert und ist auf der Rutsche gestorben, weil seine Jacke an einem Bolzen hängengeblieben ist. Elisabeth war zu dem Zeitpunkt drinnen, und wir konnten nie klären, ob sie durch das Fenster etwas gesehen hat.

Elisabeth: Ich bin mir nicht wirklich sicher, ob ich etwas gesehen habe oder ob wir so viel darüber gesprochen haben, dass ich mir das nur einbilde. Jetzt denke ich eigentlich nie mehr daran.

Mutter: Die Gemeinde hat dem Kindergarten eine Krisenpsychologin zur Seite gestellt. Sie erzählte den Eltern der Kinder, die auf dem Spielplatz waren, dass sie mit ihren Kindern nur dann über den Unfall sprechen sollten, wenn die Kinder Fragen stellten. Uns wurde gesagt, nicht darüber zu sprechen, was sich für uns falsch anfühlte. Also sprachen wir in den folgenden Wochen viel mit Elisabeth darüber.

Das passierte im August, und im September bekam meine Mutter Krebs. Sie zog zu uns und starb innerhalb von zwei Monaten. Im Dezember starb der Vater meines Mannes unerwartet an einem Herzinfarkt, was für uns alle ein Schock war. Besonders für meinen Mann, der seinem Vater sehr nahe stand.

Jesper Juul: Elisabeth, erzähl mir doch mal, wie war das dich, als deine Großmutter starb?

Elisabeth: (mit einem Lächeln) Ich war sehr froh, dass sie bei uns gewohnt hat, und sehr traurig, als sie starb.

Jesper Juul: Und als dein Großvater gestorben ist?

Elisabeth: (unter Tränen und zitternd) Das Schrecklichste war, dass ich mich gar nicht von ihm verabschieden konnte.

Elisabeth rückte näher an ihren Vater heran, und beide weinten eine Zeitlang. Die Mutter sah sie dabei voller Liebe und Mitgefühl an.

Jesper Juul: Eure Geschichte und das, was ich herausgefunden habe, indem ich euch alle beobachtet habe, lässt für mich eine große Frage offen. Ich treffe sehr oft Familien, in denen nicht über traurige und schmerzliche Dinge gesprochen wird, also sprechen wir darüber, und das hilft allen weiterzumachen. In eurer Familie haben Sie (zu der Mutter) die nötige Klugheit und die Mittel, mit dieser Art von Dingen umzugehen, und Elisabeths Antworten sind treffend und gesund. Warum also hat ihre Lebensfreude sie verlassen?

Mutter: Also, ich habe meinem Mann gesagt, dass er mit Elisabeth zum Friedhof gehen soll, damit sie am Grab seines Vaters Abschied nehmen können. Mein Mann verspürt den gleichen Schmerz wie Elisabeth.

Vater: (verlegen) Ja, aber so bin ich nicht.

Jesper Juul: Er hat recht. Ihre Idee ist gut, aber sie ist auch typisch weiblich und darüber hinaus eine verbreitete psychotherapeutische Vorstellung. Vieles in der Psychotherapie basiert auf sogenannten weiblichen Werten, was bedeutet, dass es nicht immer für jeden funktioniert. Wie gehen Sie mit Ihrer Trauer um?

Vater: Mein Vater und ich waren uns sehr nahe, und wir haben jeden Tag miteinander telefoniert. Er war Anwalt, und wir haben uns meistens über berufliche Themen unterhalten. Ich vermisse ihn schrecklich, und ich schäme mich, es zuzugeben, aber ich unterhalte mich noch immer mehrmals am Tag mit ihm. (Während er sprach, rückte seine Tochter näher an ihn heran. Sie ließ sein Gesicht nicht aus den Augen, und sie hatte ganz große Ohren bekommen.)

An diesem Punkt holte ich mein Flipchart und sprach über die intuitive Verbindung. Die ganze Familie war sehr aufmerksam, und sowohl Elisabeth als auch ihre Mutter nickten von Zeit zu Zeit.

Jesper Juul: Mein Gedanke ist, dass diese Verbindung zwischen Ihnen (zum Vater) und Elisabeth besteht, und wenn das stimmt, bedeutet das, dass der Schlüssel zu ihrer Vitalität in Ihren Händen liegt.

Die Mutter lachte laut auf und sagte:

Mutter: Oh ja, Sie können darauf wetten, dass Sie da genau richtig liegen. Seit ihrer Geburt hat sie ihn nicht aus den Augen gelassen.

Elisabeth sah sehr froh aus und schmiegte sich noch näher an ihren Vater, der schluchzte und sein Gesicht in beiden Händen verbarg. Nach einigen Minuten Stille sagte er:

Vater: Darüber habe ich noch nie nachgedacht. Wenn Sie das sagen, fühle ich in meinem Herzen, dass es wahr ist, aber ich hatte immer die Vorstellung, dass meine Frau besser mit Kindern umgehen kann.

Jesper Juul: Es ist gut möglich, dass sie besser mit Kindern im Allgemeinen umgehen kann, aber wenn es um Elisabeth geht, sind Sie ihr wichtigstes Rollenvorbild.

Vater: Aber was kann ich tun?

Jesper Juul: Wann immer Sie sie abends ins Bett bringen, nehmen Sie sich ein paar Minuten, um ihr von Ihren Gefühlen in Bezug auf Ihren Vater zu erzählen und davon, worüber Sie sich mit ihm unterhalten haben.

Er schaute mich ungläubig an.

Vater: Wirklich? Das ist alles?

Elisabeth saß mit ihrem Kopf in seiner Achsel so nah an ihm dran, dass er ihr glückliches Lächeln und ihr zustimmendes Nicken nicht sehen konnte.

Jesper Juul: Ja, das ist alles.

Nachdem wir uns noch etwas ausgetauscht hatten, beendeten wir die Sitzung, und ich sah sie nie wieder. Sechs Monate später erhielt ich einen Brief von der Mutter, in dem sie beschrieb, wie Elisabeth noch an dem Tag, an dem die Familie mich aufgesucht hatte, ihren Weg zurück zu ihrem alten Selbst begonnen hatte, und dass sie jetzt wieder vollkommen in Ordnung war.

Anmerkung

Bei diesem Fall waren das große Engagement aller Familienmitglieder, ihre emotionale Reife und auch ihre geistige Beweglichkeit sehr hilfreich. In anderen Familien sind manchmal einige Sitzungen nötig, bis die Eltern (oder ein Elternteil) unterscheiden können zwischen gegenseitiger Liebe und intuitiver Verbindung. Solange sie noch an diesem Punkt feststecken, bleiben sie auf sich bezogen und sind nicht in der Lage, ihre Empathie zu nutzen.

Manchmal, wenn die Väter die intuitiv verbundenen Elternteile sind, bleiben die Mütter in dem Gefühl hängen, dass das »ungerecht« ist, weil sie sich die ganze Zeit fast im Alleingang um das Kind gekümmert haben und ihren Männern deswegen schon seit Langem grollen. Das geht manchmal so weit, dass sie die Liebe dieser Väter zu ihren Kindern anzweifeln. Ich habe allerdings auch Väter getroffen, die in dem Moment, in dem klar wurde, dass ihre Frauen die intuitive Verbindung mit einem bestimmten Kind hatten, das als Möglichkeit benutzten, die eigene Abwesenheit zu legitimieren. Es gibt so viele unterschiedliche Reaktionen, wie Sie sich nur vorstellen können, eingeschlossen die schmerzlichste – wenn nämlich ein Kind die besondere Verbindung zu einem Elternteil erlebt, das sich weigert, die eigene Bedeutung anzuerkennen.

Kinder und Eltern in Not

Kinder reagieren (auch innerhalb von Familien) sehr unterschiedlich auf Trennungen und darauf, dass sie plötzlich nicht mehr die Möglichkeit haben, die ganze Zeit mit einem bestimmten Elternteil zusammen zu sein – das haben schon viele Familien erlebt. Zwei von drei Kindern vermissen ihre Mutter oder ihren Vater auf einer emotionalen Ebene. Sie trauern einige Jahre über ihren Verlust, und oft vermissen sie das fehlende Elternteil. Ihr Leben und ihre psychosoziale Entwicklung nehmen einen natürlichen und gesunden Weg, abgesehen von einem Absturz in den schulischen Leistungen, der meistens etwa ein Jahr dauert. Das dritte Kind – das mit der intuitiven Verbindung – erlebt die Trennung als kaum zu ertragen, sowohl auf einer emotionalen als auch auf einer existentiellen Ebene. Diese Kinder sind oft traurig oder melancholisch (was immer wieder als »Depression« fehldiagnostiziert wird), und sie neigen dazu, sich zurückzuziehen oder aggressiv zu reagieren, sobald das für sie sorgende Elternteil versucht, sie zu trösten oder davon zu überzeugen, dass alles wieder gut wird.

Beispiel 3

Charlotte ist vierzehn Jahre alt, und ich habe sie und ihre Mutter im Rahmen einer Fernsehserie getroffen. In dieser Serie ging es um Jugendliche, die Schwierigkeiten hatten, die Erwartungen der Schulen, der Eltern sowie verschiedener sozialer Programme und Institutionen zu erfüllen. Hinzu kamen ihre Schwierigkeiten, ihrem eigenen (oft heimlichen) Wunsch etwas zu lernen, zu folgen. Meine Rolle war es, die einzelnen Familien dabei zu unterstützen, herauszufinden, was sie tun konnten, um ihrem Kind zu helfen.

Charlotte: Ich sollte Ihnen wahrscheinlich erzählen, dass ich gerade dabei bin, als ADHD-Fall diagnostiziert zu werden.

Jesper Juul: Und warum?

Charlotte: Weil ich es jetzt seit fast drei Jahren nicht schaffe, mich auf die Schule und die Hausaufgaben zu konzentrieren.

Jesper Juul: Was ist vor drei Jahren in deinem Leben passiert?

Mutter: Ihr Vater und ich haben uns scheiden lassen, weil er eine neue Frau kennengelernt hat.

Charlotte: Ich besuche ihn jedes zweite Wochenende, aber es gefällt mir nicht wirklich. Seine neue Frau entscheidet alles, und sie besteht darauf, dass mein Vater und ich nichts zu zweit unternehmen. Es müssen immer alle dabei sein – sie hat zwei kleine Kinder – oder gar nicht.

Charlotte litt sichtlich, als sie von ihrer Zeit mit der neuen Familie des Vaters erzählte. Ein paar Minuten lang weinte sie still vor sich hin.

Charlotte: Ich weiß eigentlich nicht, warum ich immer noch so traurig bin. Ich weiß, dass Mama und Papa nie wieder zusammenleben werden, und es ist jetzt drei Jahre her ... Ich sollte das hinter mir gelassen haben.

Jesper Juul: (nach einer kurzen Beschreibung der intuitiven Verbindung) Ich glaube, du hast so eine Beziehung zu deinem Vater, das heißt, du vermisst ihn nicht nur, sondern du brauchst ihn, und du brauchst Zeit zu zweit mit ihm.

Charlotte brach in Tränen aus, ihr Oberkörper sackte auf dem Tisch zusammen, und eine Weile lang weinte sie untröstlich. Dann schaute sie mit einem vollkommen veränderten Gesichtsausdruck auf und sagte:

Charlotte: Sagen Sie dem Produzenten, dass ich eine Filmkopie dieser Sitzung haben will, um sie meinem Vater zu zeigen! Danke, dass Sie mir das erzählt haben, ich glaube, ich kann jetzt wieder lernen.

Die letzten zwei Wochen des Lernprogramms gaben ihr recht. Sie war in der Lage, sich zu fokussieren, und ihr Kurzzeitgedächtnis funktionierte wieder. Davor war sie in ihrem Trauerprozess steckengeblieben, weil ihr nicht klar war, was sie verloren hatte. Wie so viele andere Kinder mit einer der Mode-Diagnosen war sie einfach nur traumatisiert, und es war eine dringende Notwendigkeit für sie, dass ihr Trauma erkannt und anerkannt wurde.

Anmerkung

Charlotte hatte einen unterwürfigen Vater, dem überhaupt nicht bewusst war, wie sehr sie ihn brauchte. Sie hatte eine Stiefmutter, die kein wirkliches Interesse verspürte, eine sehr liebevolle und fürsorgliche Mutter, die sich vollkommen hilflos fühlte, und Lehrer, die nicht in der Lage waren, das Ganze von einer höheren Warte aus zu sehen. Immer mehr Fachleute mit einer Menge guter Absichten rotteten sich um sie zusammen, aber alle blieben auf der emotionalen Ebene hängen (ich *vermisse* meinen Vater) und konnten so keine Hilfe sein. Das passiert immer mehr Kindern und Teenagern: Wenn nichts von dem, was wir tun, hilft, reagieren wir, indem wir einfach noch mehr davon tun. Wir kleben dem Kind das Etikett auf, nicht motiviert zu sein, statt uns unseren eigenen Begrenzungen zu stellen.

Beispiel 4

William war neun Jahre alt und stand kurz davor, wegen seines aufsässigen und aggressiven Verhaltens gegenüber seinen Lehrern der Schule verwiesen zu werden. Die Tatsache, dass seine Schule die einzige Schule in der Gegend war, stellte ein riesiges Problem für seine Mutter dar, die alleinstehend und geschieden war und drei weitere Kinder hatte, für die sie sorgen musste.

Seit seine Eltern sich zwei Jahre zuvor geschieden hatten, waren William und seine Schwestern zweimal im Jahr (800 Kilometer weit) für ein Wochenende zu ihrem Vater gefahren. Der Vater hatte eine neue Familie mit zwei Kindern seiner Frau und einem gemeinsamen einjährigen Kind. Der Vater wurde mir als strenger, arbeitsamer Mann mit festen Prinzipien und wenig Flexibilität beschrieben. Eines seiner Prinzipien war, dass man keinen Unterschied zwischen seinen biologischen Kindern und seinen Stiefkindern machen solle. Sie sollten alle gleich behandelt werden.

Während seine Mutter, seine Schwestern und ich uns unterhielten, ging William am anderen Ende des Raums auf und ab wie ein Löwe im Käfig. Manchmal fluchte er und schlug mit einem Stück Kreide auf die Tafel ein. Meine Einladung, zu uns zu kommen, hatte er von Anfang an abgelehnt.

Mutter: Vor zwei Monaten hat sich William geweigert, seinen Vater zu besuchen, obwohl ich weiß, dass er ihn vermisst. Er behauptet, er würde nie wieder zu ihm gehen. Ich weiß nicht mehr, wie ich mir sein Verhalten erklären soll.

Jesper Juul: Ich habe eine Idee.

Ich begann, über die intuitive Verbindung zu sprechen und warum ich annahm, dass sie zwischen William und seinem Vater existierte. William stand ruhig in einer Ecke und hörte aufmerksam zu.

Jesper Juul: Ich glaube, dass William sich weigert, seinen Vater zu besuchen, weil dieser seine Kinder nicht unterschiedlich behandeln will. Da die beiden eine besondere Beziehung haben, macht es so keinen Sinn für William, Zeit mit seinem Vater zu verbringen.

Als ich den Satz beendet hatte, holte sich William einen Stuhl und setzte sich zu uns, und ich wusste, dass meine Phantasie Realität war. Ich fragte die Mutter, ob es für sie okay wäre, das ihrem Exmann zu erklären, was es nicht war. Da es im Raum ein Telefon gab, bot ich an, den Vater anzurufen. Es dauerte nur einige Sätze, bis der Vater anfing zu schluchzen.

Vater: Ich weiß, was Sie zu sagen versuchen. Ich glaube, ich wusste es die ganze Zeit, aber ich war zu verbohrt, um es mir selbst gegenüber zuzugeben. Ich wollte meinen Kindern gegenüber gerecht sein, und am Ende war ich ungerecht zu William. Ich würde jetzt gern mit ihm sprechen, wenn das für ihn in Ordnung ist.

Der dortige Schulpsychologe hatte die Sitzung miterlebt, und mit seiner Unterstützung konnte William an die Schule zurückkehren. Später bekam er eine ganze Woche, in der er allein mit seinem Vater in die Berge zum Fischen fahren konnte. Seine Schwestern machten bei diesem Plan nur zu gern mit. Auch ihre eigenen Puzzles waren etwas vollständiger geworden.

Anmerkung

Williams Mutter war in der Lage, sich auf Anhieb über diese Enthüllung zu freuen. Wie so viele andere Mütter und Väter, hatte sie es immer gewusst, aber nie darüber gesprochen. Williams Vater mit all seinen starren Prinzipien und seinen stark ausgeprägten männlichen Attitüden erschien seinem Sohn als starker und mächtiger Mann, der sich von niemandem etwas bieten ließ. Seine weicheren und wärmeren Seiten waren vor seinen Familien und vielleicht sogar vor ihm selbst verborgen gewesen. Williams Schmerz manifestierte sich in einem sehr »machohaften« Verhalten, weil er zu anderen Wegen, mit seinen Gefühlen und Erlebnissen umzugehen, (noch) keinen Zugang hatte. Seine Mutter repräsentierte all die konstruktiven Alternativen, aber William war nicht in der Lage, diese für sein eigenes Leben zu nutzen.

Diese Sitzung war eine Demonstration innerhalb eines Seminars für Fachleute, und diese verbrachten den Rest des Tages damit, ihren persönlichen Erinnerungen nachzugehen und die Muster in ihren Ursprungsfamilien und ihren eigenen Familien zu entdecken. Das war das Geschenk eines beherzten Neunjährigen, der mutig genug war, für sein dringendstes Bedürfnis zu kämpfen und dafür sozialen Ausschluss zu riskieren.

Williams Mutter stellte am Ende der Sitzung eine sehr wichtige Frage: Wäre es für William besser, wenn er bei seinem Vater leben würde? Meine Antwort darauf war alles andere als eindeutig:

- Ich bin mir nicht sicher, ob das einen großen Unterschied machen würde, wenn es darum geht, William bei seinen Problemen, sich in der Schule anzupassen und mit Autoritätspersonen umzugehen, zu helfen – wenn sein Vater ihre besondere Verbindung nicht spürt oder erkennt. Väter wie er haben die bedauernswerte Neigung, auf Probleme zu reagieren, indem sie Schuld zuweisen, belehren, »Grenzen« setzen und Konsequenzen aufstellen – all das macht es nur schlimmer, und es macht die Kinder noch einsamer und isolierter.

- Längerfristig gesehen wäre es höchstwahrscheinlich besser für William, und zwar aus dem einfachen Grund, weil er so in der Lage wäre, mehr von dem inneren und äußeren Verhalten seines Vaters zu integrieren als ihm das ansonsten möglich wäre. Zwei Wochenenden im Jahr sind bei weitem nicht genug, und selbst ein Wochenende im Monat und zwei Ferienwochen im Jahr sind für alle Beteiligten oft eher frustrierend als hilfreich.

Viele Kinder verspüren dieses dringende Bedürfnis, bei dem intuitiv mit ihnen verbundenen Elternteil (mit dem sie juristisch gesehen nicht zusammenleben dürfen) zu leben. In den skandinavischen Ländern leben immer mehr Kinder aus getrennten Familien die Hälfte der Zeit bei dem einen und die andere Hälfte bei dem anderen Elternteil, und wir treffen viele Kinder, die mit etwa elf, zwölf oder dreizehn Jahren um eine Lösung bitten, die ihnen stattdessen ermöglicht, den Großteil der Zeit mit dem Elternteil, mit dem sie eine besondere Verbindung spüren, zu verbringen.

Nur sehr wenige dieser Kinder können den Grund für ihren Wunsch, den vereinbarten Status Quo zu ändern, in Worte fassen. In den Fällen, in denen ein oder beide Eltern ausschließlich auf ihr elterliches »Recht« auf einen bestimmten Prozentsatz der Zeit und der Aufmerksamkeit ihres Kindes fokussiert sind, geraten die Kinder in schwere existenzielle Not. Die Mädchen neigen noch immer dazu, fügsam, introvertiert und depressiv zu werden, und die Jungen entwickeln psychosoziale Schwierigkeiten, die die Erwachsenenwelt in Aufruhr bringen. Beide Geschlechter beschreiben Gefühle der Leere und den fehlenden Sinn in ihrem Leben.

Beispiel 5

Thomas war acht Jahre alt, und sein Lehrer machte sich mehr und mehr Sorgen um sein Wohlbefinden. Thomas hatte längere Phasen, in denen er still und zurückgezogen war. Da seine Lehrer ihm mit Mitgefühl und Respekt begegneten, hatte er kein Problem damit, ihnen seine Gedanken und Gefühle mitzuteilen. Seine Aussage lautete immer gleich: Ich vermisse meinen Vater, und ich wünschte, er würde zu uns zurückkommen.

Seine Eltern hatten sich zwei Jahre zuvor auf Initiative des Vaters getrennt. Seine Mutter fühlte sich betrogen und verschloss noch immer die Augen vor den Tatsachen – sie glaubte, ihr Mann würde zur Besinnung kommen und zu der Familie zurückkehren. Nach sechzehn Monaten zog Thomas' Vater auf einen anderen Kontinent und plante, jedes Jahr für einige längere Besuche zurückzukommen. Während der Ehe hatte er zugelassen, dass seine Frau in Fragen der

Elternschaft den Ton angab, und er war vor ihrer ständigen Kritik in Deckung gegangen. Folgerichtig hatte er sich auch von seinem Sohn distanziert.

Ich wurde gebeten, mich mit Thomas' Lehrer zu beraten, und ich schlug vor, dass Mutter und Sohn dabei anwesend sein sollten. Im Laufe unseres Gesprächs wurde ich immer überzeugter, dass zwischen Sohn und Vater eine intuitive Verbindung bestand. Ich wollte bei der Mutter nicht noch mehr Feindseligkeit verursachen, also sprach ich nicht über meine Idee oder Vorstellung. Ich bat stattdessen um die Erlaubnis, den Vater zu kontaktieren.

In einer Skype-Konferenz mit dem Vater gelang es mir, ihm die besondere Art ihrer Beziehung bewusst zu machen, und er reagierte mit Reue über die Tatsache, dass er sich zurückgezogen hatte, und mit der erstmaligen Erkenntnis seines eigenen Verlustes. Wir waren uns einig, dass er zurückkommen sollte, um Thomas dies mitzuteilen und den in der gegebenen Situation bestmöglichen Kontakt aufzubauen.

Diese Gespräche zwischen Vater und Sohn stellten sich als sehr konstruktiv heraus, und jetzt, zwei Jahre später, verbringen sie mindestens zweimal im Jahr einen Monat zusammen. Thomas fühlt sich viel besser, und er kommt besser zurecht, aber vor und nach den Besuchen des Vaters ist er immer noch wochenlang traurig. Inzwischen ist er alt genug, Skype zu benutzen, und sie kommen oft über diesen Weg zusammen.

Anmerkung

Das beidseitige Erkennen der besonderen Verbindung zwischen Sohn und Vater war für beide eine große Erleichterung, und Thomas' Mutter kooperiert, so gut sie es kann. Meine Vermutung ist, dass Thomas in einigen Jahren versuchen wird, zu seinem Vater zu ziehen.

Beispiel 6

Lisa war ein fünfjähriges Mädchen, das bei ihrem Vater lebte. Ihre Eltern hatten sich getrennt, als sie zwei Jahre alt war, und ihre Mutter kämpfte seit vielen Jahren mit einer psychischen Störung. Sie stand unter starker Medikation, und von Zeit zu Zeit ließ sie sich selbst für einige Wochen in eine psychiatrische Klinik einweisen. Sie liebte ihre Tochter über alles, aber sie war sich darüber im Klaren, dass sie als alleinerziehende Mutter scheitern würde.

Unglücklicherweise empfahl die Mehrzahl der Fachleute, die mit der Mutter zu tun hatten, dass Lisa nicht viel Zeit mit ihrer Mutter verbringen sollte und dass sie nicht bei ihr übernachten sollte. Lisas Vater war intuitiv (!) anderer Meinung, aber er fand es schwierig, gegen die wortmächtigeren »Experten« anzugehen. Lisas Signale ähnelten sehr denen von Thomas, und sogar ihre Erzieher im Kindergarten empfahlen nur minimalen Kontakt mit der Mutter. Sie bemerkten nur, wie unglücklich Lisa war, wenn sie Zeit mit ihrer Mutter verbracht hatte, und erkannten nicht, dass das ihre gesunde Reaktion auf die Trennung war.

Bei diesem Fall bat mich der Vater hinzuzukommen, und ich entschied mich dafür, beide Eltern, Lisa, drei Großeltern, die Sozialarbeiterin der Mutter und die Leitung des Kindergartens einzuladen. Ich begann unser Treffen mit einer fünfzehnminütigen Einführung in die Möglichkeit einer intuitiven Verbindung zwischen einem Kind und einem der Eltern.

Lisa war ganz Ohr und wirkte immer zufriedener. Schließlich rutschte sie rüber und setzte sich auf den Schoß ihrer Mutter.

Der Vater hatte Tränen in den Augen, und er erklärte, dass er sich immer gefühlt hatte, als wäre er »unzulänglich« oder »nicht genug« als Elternteil.

Seine Mutter sagte, dass sie schon immer von der intuitiven Verbindung gewusst hätte, und dass diese zwischen ihr und ihrem Sohn existierte.

Lisas Mutter lächelte und weinte gleichzeitig. Sie lächelte, weil sie sich zum ersten Mal als Mutter bestätigt fühlte, und sie weinte, weil sie Angst davor hatte, vielleicht negativen Einfluss auf ihre Tochter zu haben.

Vater: Heißt das, dass Lisa mehr Zeit mit ihrer Mutter verbringen kann?

Jesper Juul: Lisa kann so viel Zeit mit ihrer Mutter verbringen, wie die beiden bewältigen können. Aber sie wird Sie viele Jahre lang brauchen, um den Einfluss ihrer Mutter auszugleichen und damit Sie ihr Erfahrungen ermöglichen, die ihre Mutter ihr nicht bieten kann. Ihre Exfrau verfügt über viel Empathie und Klugheit, aber sie hat auch einige ernstzunehmende Einschränkungen. Ihre Klugheit wird sie nicht davor bewahren, Lisa zu schaden.

Lisa: Papa, ich weiß, dass es Mama nicht gut geht.

Lisas letzte Äußerung bewies, dass sie die Klugheit ihrer Mutter geerbt hatte, und es schien ein passender Moment zu sein, die Sitzung zu beenden.

Anmerkung

In den folgenden Monaten führte ich einige Gespräche mit Lisa und ihrem Vater, und die erfreuliche Neuigkeit war, dass Lisas gesamtes Netzwerk jetzt sein Bestes tat, sie zu unterstützen, statt wie bisher ihre Mutter zu dämonisieren. Sie alle hatten schon vorher die Bedeutung der Beziehung gespürt, aber es war ihnen nicht gelungen, deren Wesen und Potential zu erkennen.

Ich habe bereits darauf hingewiesen, dass das Erkennen und Annehmen der intuitiven Verbindung eine Menge bewirken kann, vor allem für alleinerziehende Eltern beziehungsweise für Eltern, die nur zeitweise mit ihren Kindern zusammenleben. Wenn ein Kind, ein Jugendlicher oder sogar ein erwachsenes Kind Probleme mit Sozialverhalten, Anpassung an die Schule, Lernschwierigkeiten, Einsamkeit, Drogen, Kriminalität, dem Studium und so weiter hat, passiert es manchmal, dass ein Elternteil sich intensiv und von ganzem Herzen auf zahlreiche Versuche, zu helfen und zu unterstützen, einlässt. Doch egal, wie engagiert dieses Elternteil ist, es hilft alles nichts. Tatsächlich ist dieses Engagement manchmal sogar kontraproduktiv und wird zu einem Risiko für die Beziehung zwischen Elternteil und Kind – entweder weil beide sich mehr und mehr als scheiternd erleben oder weil das Elternteil dem Kind die ganze Schuld gibt. Sehr oft werden die vielen Versuche, wertvoll für das Kind zu sein, auch zu einer Bedrohung für die neue Beziehung des Elternteils zu einem anderen Erwachsenen.

Geschieht so etwas kurze Zeit nach einem destruktiven Trennungsprozess, bei dem beide Eltern das Kind als Waffe in ihrem Machtkampf missbraucht haben, treten zwei Phänomene auf. Das eine resultiert aus der Trauer des Kindes und aus seinen Schwierigkeiten, sich der neuen Situation (zwei Zuhause und so weiter) anzupassen. Das Symptom für dieses Phänomen ist, dass das Kind nach jedem Wechsel ein oder zwei Tage braucht, um sein Gleichgewicht wiederzufinden. Dieses Ungleichgewicht wird von den Eltern nicht als das erkannt, was es ist, sondern es wird einfach als Beweis interpretiert, dass das Kind sich bei dem Feind schrecklich fühlt.

Das andere Phänomen tritt auf, wenn das Kind den Großteil der Zeit bei einem Elternteil lebt, zu dem es eine mehr oder weniger gestörte Beziehung hat, was (zusammen mit dem Umstand, dass das Kind das intuitiv mit ihm verbundene Elternteil vermisst) dazu führt, dass es sich zu Hause und/oder in der Außenwelt »schlecht benimmt«.

Oft erkennen Lehrer, Psychologinnen und Vertreter des Sozialwesens das Wesen der entsprechenden Beziehung nicht und stellen das Kind als das Problem hin. Wir sollten jedoch nie vergessen, dass das Kind beide Eltern liebt und dass es gegenüber beiden Loyalität und Verantwortung für ihr Wohlergehen verspürt.

Wie man die intuitive Verbindung erkennt

Bei einem Phänomen, das viele Menschen wiedererkennen und interessant finden – wie der »intuitiven Verbindung« –, geschehen meistens zwei verschiedene Dinge:

- Das erste ist, dass sowohl Laien als auch Fachleute nach allgemeinen Anzeichen fragen, die die Existenz der intuitiven Verbindung (in diesem Fall) »beweisen« könnten.

- Das andere ist die Suche nach einer Antwort auf die Frage, »warum« es so etwas gibt. Steht irgendein Zweck oder eine Bedeutung dahinter? Sind wir »falsch«, wenn ich es in meiner eigenen Familie nicht erkennen kann?

Die erste Frage ist für mich leicht zu beantworten: Ich bin noch nie auf irgendwelche objektiv messbaren Anzeichen gestoßen. Selbst wenn ich einer Familie die intuitive Verbindung beschreibe und die beiden Betroffenen sie erkennen und sie auch nutzen können, ist das noch immer eine sehr subjektive Erfahrung, und auch die Tatsache, dass zwei, drei oder fünf nahestehende Menschen diese Erfahrung teilen, macht sie noch nicht zu einer objektiven Wahrheit. Meine Tendenz ist es, der eigenen Wahrnehmung der Menschen zu vertrauen – egal, ob diese meine Erfahrung bestätigt oder nicht.

Ich betone das so, weil wir in einer Zeit leben, in der sich alles auf Beweise stützen muss, um ernst genommen zu werden. Eine solche Forderung schließt Erfahrung als Quelle von »Wissen« fast vollständig aus. Meiner Ansicht nach ist das ein Zeichen für geistige und spirituelle Armut, aber lassen wir es dabei. Das könnte ja auch wieder nur der bequeme Standpunkt eines Nicht-Wissenschaftlers sein.

Ein erster machbarer Schritt bei Ihren persönlichen Nachforschungen könnte sein, dass Sie über Ihre Verbundenheit mit jedem Ihrer eigenen Eltern nachdenken. Welchen Spruch haben Sie in Ihrer Familie immer wieder gehört: »Du bist deiner Mutter/ deinem Vater wie aus dem Gesicht geschnitten«, oder »Du hast das Aussehen deines Vaters und die Seele deiner Mutter«? Das könnte sehr wohl wahr sein, und der nächste Schritt ist es, über die emotionale Beschaffenheit dieser Beziehung nachzudenken. Gab oder gibt es einen beständigen Strom emotionalen Austauschs zwischen Ihnen beiden, oder gilt das eher für Ihre Beziehung zu dem anderen Elternteil? Sie können sich auch Ihre eigene Familie anschauen. Wer ist mit wem verbunden, und wie manifestiert sich diese Verbundenheit in Worten, Körpersprache, Verhalten und ähnlichem? Seien Sie vorsichtig, es gibt einen Unterschied zwischen der intuitiven Verbindung und dem Etikett »Papis Prinzessin« oder »Mamas Junge«. Solche Bezeichnungen sind oft irreführend, und ihnen liegt eine eigene faszinierende Phänomenologie zugrunde.

Bedenken Sie auch, dass der tatsächliche Kontakt in Form von verbalem Austausch, körperlicher Nähe und offenem Interesse – oder das Fehlen desselben – auf Seiten der Eltern von geringer Bedeutung ist. Für viele Kinder hat das Phänomen der »abwesenden Väter« zur Folge gehabt, dass sie in einer lebenslangen existentiellen Leere gelebt haben, die oft mit ernsthaften emotionalen Problemen in nahen Beziehungen einhergegangen ist. Unabhängig von Alter und Geschlecht hilft die Erkenntnis darüber, was wirklich gefehlt hat, den Menschen oft, festeren Boden unter die Füße zu bekommen, und herauszufinden, welche Möglichkeiten sie haben, alternative Rollenvorbilder zu finden. Um erfolgreich zu sein, muss diesem Schritt eine persönliche Entscheidung zugrunde liegen – im Gegensatz zu einer Inszenierung durch andere.

Der beste Rat, den ich geben kann, ist: Trauen Sie Ihrer Intuition, Ihrem Bauchgefühl und Ihren Beobachtungen. Wenn eine Kombination davon Sie annehmen lässt, dass die intuitive Verbindung zwischen zwei Menschen existiert und dass sie eine wichtige Rolle in ihrem Leben, ihren persönlichen Problemen und ihren zwischenmenschlichen Konflikten spielt – erzählen Sie den beiden einfach davon und schauen Sie, wie sie reagieren. Versuchen Sie nie, irgendjemanden zu überzeugen! Damit füttern Sie lediglich Ihr Ego.

Wenn Sie ein Kind haben, dass zwei bis drei Jahre oder älter ist, sollten Sie es auch fragen: »Ich spüre oft eine besondere Verbindung zu dir. Spürst du auch so etwas?« Egal, wie die Antwort oder Reaktion darauf ist, Sie können dem Kind ein bisschen davon erzählen, wie Sie das erleben und was für Gedanken Sie dazu haben. Vielleicht erzählen Sie auch, mit welchem Ihrer eigenen Eltern Sie auf diese Weise verbunden waren. Machen Sie es kurz, und lassen Sie es wirken. Wenn Sie das Gefühl haben, dass die besondere Verbindung zwischen Ihrem Partner und Ihrem Kind besteht, sprechen Sie nur mit Ihrem Partner darüber! (Die einzige Ausnahme von dieser Regel ist, wenn das andere Elternteil tot ist oder den Kontakt zum Kind vollständig abgebrochen hat.)

Die zweite Frage – warum es das gibt – kann ich nicht beantworten, und um ganz ehrlich zu sein, die Antwort interessiert mich auch nicht besonders. In der Phase des Heranwachsens haben wir alle möglichen Arten von Rollenvorbildern. Manche sind wichtig und prägen uns für das ganze Leben, andere sind intensiv und kurz und eher sozialer Natur. Es ist also nur natürlich, dass wir auch existentielle Rollenvorbilder haben. Machen Sie sich keine Sorgen, falls Sie letztere innerhalb Ihrer Familie nicht sehen.

Ich persönlich hatte diese Verbindung mit meinem Vater, aber sie war nur etwa fünf Minuten lang »aktiv«, als ich siebzehn war, und dann wieder für einen kurzen Moment, wenige Minuten, bevor er starb. Mein eigener Sohn hatte diese Verbindung mit seiner Mutter, und sie haben es beide genossen. Er hat sie mit seinem eigenen Sohn, und beide sind sich ihrer bewusst.

Was sollte ein Rollenvorbild tun?

Von welcher Warte man es auch betrachtet, alle Eltern dienen ihren Kindern als Rollenvorbilder. Der Grund dafür ist der Wunsch und die Fähigkeit der Kinder zu kooperieren, was ich über die Jahre in einigen Büchern beschrieben habe. Im Grunde genommen bedeutet das, dass Kinder das innere und äußere Verhalten ihrer Eltern kopieren. Allerdings kopieren sie nicht fünfzig Prozent von dem einen und fünfzig Prozent von dem anderen. Bei diesem Prozess ist eine komplexe Reihe von Faktoren involviert, wie zum Beispiel Bindung, emotionale Nähe, die emotionale, physische und geistige Verfügbarkeit der einzelnen Eltern und dergleichen mehr.

Von einem Rollenvorbild zu lernen, beinhaltet oft, dessen Gegenteil anzustreben. Mein Vater war im Herzen ein Künstler, aber konservative Eltern und eine dominante Ehefrau brachten ihn dazu, das Malen aufzugeben, kurz nachdem meine Mutter und er geheiratet hatten. Ich tat das Gegenteil, indem ich nie irgendwelchen direkten Versuchen nachgab, mich zu etwas zu drängen oder mich zu manipulieren, und stattdessen meinen Kurs im Leben selbst bestimmte. Dennoch habe ich jeden Tag meines Lebens gegen einen leisen Hauch von Unterwürfigkeit kämpfen müssen. Mein Vater war ein sehr korrekter Mann mit einer manchmal lächerlich anmutenden Detailversessenheit – und das bin ich auch. Ich kann mich auf einer intellektuellen Ebene über dieses Persönlichkeitsmerkmal erheben, aber ich werde es niemals loswerden.

In der heutigen Welt, in der die meisten Kinder sehr wenig Zeit mit ihren Eltern verbringen (verglichen mit dem, was sie sich wünschen würden), sind ihre Möglichkeiten, die notwendige Lebenskompetenz und Lebensweisheit durch »Osmose«, Beobachten und Erleben zu erlangen, limitiert. Eltern und professionelle Pädagoginnen versuchen, den organischen Lernprozess zu ersetzen, indem sie Methoden und Strategien anwenden – doch ihre Ergebnisse sind alles andere als überzeugend. Das Schlimmste ist, dass Erwachsene mehr und mehr dazu neigen, an Belehren und Predigen zu glauben – und das hat noch nie funktioniert, noch nicht mal in den »guten alten Zeiten«. Auf diese Art lernen Kinder bestenfalls, sich zu *benehmen,* aber nicht *zu sein.*

Das Bedürfnis der Kinder nach einem Rollenvorbild hat sich mit der Entwicklung unserer Gesellschaft nicht verändert, und so bekommen viele Kinder heute nie die Möglichkeit, eine innere Basis – sei sie nun mehr oder weniger solide – zu errichten. Als Teenager, junge oder ältere Erwachsene können wir sehr wertvolle Rollenvorbilder außerhalb unserer Familie haben, aber als Kinder brauchen wir Erwachsene, mit denen uns eine auf Liebe basierende Beziehung verbindet. Das geht manchmal – aber selten – auch mit Stiefeltern, Tanten, Onkeln, Großeltern oder Pflegeeltern.

In diesem Zusammenhang könnte es sehr wichtig für Eltern und andere sein, sich der intuitiven Verbindung bewusst zu sein. Es wird den Kindern mit Sicherheit helfen, und es wird genauer festlegen, was das entsprechende Elternteil tun kann und nicht tun sollte – das ist eine konkretere Unterstützung als der eher pauschale Rat »verbringen Sie mehr Zeit mit Ihrem Kind«.

Beispiel 7

Die fünfjährige Suzan war im Kindergarten an zu vielen Konflikten beteiligt. Ihre kleine Schwester ging in den gleichen Kindergarten und geriet nie in Schwierigkeiten. Eine Zeitlang half es, Suzans Gruppe einen männlichen Erzieher zur Seite zu stellen, aber sobald dieser nicht im Dienst war, trat das alte Muster wieder an die Oberfläche. Der Erzieher hatte das Gefühl, dass Suzans Verhalten mit einem Problem innerhalb der Familie zu tun haben könnte, und die Eltern willigten ein, mich aufzusuchen. Leider brachten sie die beiden Mädchen bei der ersten Sitzung nicht mit, trotzdem wurden mir während unseres Gesprächs zwei Dinge klar:

- Die Familie stand unter Stress, weil der Vater so weit weg von zu Hause arbeitete, dass er fünf Tage die Woche an einem anderen Ort wohnen musste. Es war eine Zeit hoher Arbeitslosigkeit, er hatte also nicht wirklich eine Wahl. Er vermisste seine Familie und fühlte sich seiner Frau und seinen Töchtern gegenüber schuldig. In Bezug auf Suzans Verhaltensprobleme hatten die Eltern die gleiche Theorie wie die Erzieher: Suzan vermisste ihren Vater.

- Während unseres Treffens fragte ich mich, ob es zwischen Suzan und ihrem Vater eine intuitive Verbindung gab. Ein Elternteil einfach auf emotionaler Ebene zu vermissen, sollte keine derartig beunruhigende Verhaltensänderung verursachen – schon gar nicht, wenn die Beziehung nah und freudvoll ist, wie es bei den beiden der Fall war.

Bei der zweiten Sitzung waren die beiden Mädchen dabei, und es war offensichtlich, dass zwischen Suzan und ihrem Vater eine besondere Bindung bestand, was auch alle bestätigten, als ich meine Vermutung äußerte. Es stellte sich heraus, dass der »Fehler« des Vaters einfach und liebevoller Natur war: Wenn er an den Wochenenden zu Hause war, wollte er seine Zeit und seine Aufmerksamkeit einfach zu gleichen Teilen unter den Mädchen aufteilen.

Jeden Samstagmorgen fuhr er zur Tankstelle und wusch sein Auto. Meistens spielten die Mädchen dann, und er fuhr allein, weil er dachte, dass es besser für sie war, wenn sie spielen konnten. Ich bat ihn, einen Test durchzuführen. An einem Morgen sollte er die jüngere Tochter mitnehmen, und an dem nächsten Samstag die ältere. Das Ergebnis war wie erwartet. Das kleine Mädchen begann nach fünfzehn Minuten, sich zu langweilen, und wollte zurück nach Hause. Suzan zeigte genau die entgegengesetzte Reaktion. Sie war ganz Ohr und saugte all die Witze und Geschichten, die ihr Vater den anderen Männern dort erzählte, förmlich auf. Sie genoss eine äußerst bedeutsame Stunde mit dem Rollenvorbild, das sie am meisten brauchte.

Sobald der Vater ihre besondere Verbindung sehen und erkennen konnte, wurde Suzans Verhalten außerhalb ihres Zuhauses wieder normal. Ich habe keinen Zweifel daran, dass Suzan es vorgezogen hätte, ihren Vater jeden Tag der Woche zur Verfügung zu haben, aber wenn er sie jetzt anschaute, hatte er einen Blick (seine Frau wies darauf hin), der ihr das Gefühl von Verbundenheit und Gesehenwerden gab – und dieses Gefühl brachte ihr das eigene Gleichgewicht zurück.

Unser aller Geschichte ist voll von »abwesenden« Eltern. Da gab es nicht nur abwesende Väter, die immer arbeiteten oder sich ausruhten – es gab auch Mütter und Väter, die sich in depressive Zustände zurückgezogen hatten, die zu viel und zu oft tranken oder die an verschiedenen, nie diagnostizierten psychischen Störungen litten. Seit dem Mittelalter waren die Kinder der Reichen und Adligen größtenteils dem Kontakt und der Fürsorge von Fremden – Ammen, Gouvernanten, Internaten und so weiter – überlassen.

Nach dem zweiten Weltkrieg waren Millionen Kinder vaterlos, weil die Väter in anderen Ländern leben und arbeiten mussten, um ihre Familien finanziell zu versorgen. Viele dieser Kinder waren nicht nur einsam und von dem intuitiv mit ihnen verbundenen Elternteil getrennt, sondern sie lebten auch in Großfamilien, in denen die Väter als Helden idealisiert wurden. In den letzten paar Jahrzehnten treffen wir unter Emigranten, Flüchtlingen und Heimatvertriebenen und auch unter Flüchtlingskindern ohne irgendwelche Begleitung viele äußerst notleidende

Kinder und Jugendliche. Wir können diese Kinder nicht wieder mit ihren abwesenden oder verstorbenen Eltern zusammenbringen, und wir können aus ihren traumatisierten und zu Opfern degradierten Eltern auch keine konstruktiven Rollenvorbilder machen. Diese Kinder haben keinen existentiellen Anker und selten eine kulturelle Basis von Bedeutung – so wird ihr Status als von der Gesellschaft Ausgestoßene ihre einzige Identität.

In anderen Teilen der Gesellschaft ist das gegenwärtige Problem bei kleinen Kindern oft eine tiefe Frustration aufgrund der vermischten Signale, die sie von ihren Eltern bekommen. Diese bekunden permanent ihre Liebe und Anbetung, sind aber gleichzeitig in ihre Smartphones, Tablets und so weiter vertieft. Ähnliche Frustration und Unsicherheit verursachen Eltern, die häufig Marihuana oder Haschisch konsumieren oder die zu viel trinken. Sie sind zwar in der Nähe, aber sie sind nicht präsent, und dementsprechend stehen sie nicht zur Verfügung für das, was ihre Kinder am meisten brauchen: gesehen, gehört und ernstgenommen zu werden. Es ist für Kinder viel schwieriger, mit so etwas zurechtzukommen, als mit physischer Abwesenheit aufgrund von Arbeit, Reisen oder Trennung.

Das Wertvollste, was ein intuitiv verbundenes Elternteil tun kann, ist nicht wirklich, mit dem Kind zu spielen oder es zu unterhalten, sondern vielmehr, es in sein Leben einzuladen – das können Hobby, Arbeit, Spaß sein, im Grunde alles, was dem Leben des jeweiligen Elternteils Freude und Bedeutung verleiht.

Also:

- Wenn Sie gern im Wald spazieren gehen, sprechen Sie darüber, warum das so ist und wie Sie das erleben. Beantworten Sie Ihrem Kind all seine Fragen, aber machen Sie keinen Biologieunterricht daraus.

- Wenn Sie gern backen, gehen Sie in die Küche und fangen Sie damit an. Sprechen Sie über Ihre Lust am Backen, und treffen Sie keine besonderen Vorkehrungen für das Kind, lassen Sie es einfach mitmachen oder Ihnen zuschauen, wie auch immer es möchte. Sie selbst und wer Sie sind, ist für Ihr Kind interessanter als das Backen.

- Wenn es Ihnen Spaß macht, ins Stadion zu gehen und Fußball zu gucken, nehmen Sie Ihr Kind mit und teilen Sie dieses Erlebnis mit ihm.

- Wenn Sie eine Leidenschaft für Kunst haben, nehmen Sie Ihr Kind mit in Museen und Galerien.

- Wenn Sie gern Zeit mit einem älteren Verwandten verbringen, nehmen Sie Ihr Kind mit dorthin.

Im Wesentlichen geht es darum, Ihrem Kind die Möglichkeit zu geben, herauszufinden, wie Sie denken und fühlen, was Ihre Leidenschaften und Ängste sind, und auch, was Ihre Begabungen und Unzulänglichkeiten sind. Versuchen Sie nicht, »kinderfreundlich« zu sein und Ihr Kind die ganze Zeit zu fragen, was es gern machen würde. Erzählen Sie Ihrem Kind, was Sie gern machen wollen und dass Sie sich wünschen, dass es dabei ist. Solange Sie das tun, ist es vollkommen in Ordnung, manchmal auch Dinge zu tun, die das Kind sich wünscht.

Herausforderungen und Belohnungen für das intuitiv verbundene Elternteil

Jetzt wird es schwierig! Ihr Kind wächst heran und wird reifer, und Sie werden Verhaltensweisen bei ihm sehen, die Sie von sich selbst kennen und von denen Sie wissen, dass sie nicht gut für Sie sind. Wenn das passiert, finden Sie einen ruhigen Moment, um Ihrem Kind von Ihren Gedanken und Erfahrungen zu erzählen, und vertrauen Sie ihm, dass es sein Bestes tun wird, um Ihre Fehler zu vermeiden. Je verzweifelter Sie versuchen, Ihr Kind davon abzuhalten, die gleichen Fehler wie Sie zu machen, desto mehr bereiten Sie genau diesen Fehlern den Weg.

Wenn Sie sehen, wie Ihr Kind sich auf eine Art und Weise verhält, die Sie wütend oder traurig macht oder die Ihnen Angst einjagt – werfen Sie einen langen Blick in den Spiegel, bevor Sie überstürzt handeln. Es gibt kaum etwas, dass ein Kind mehr verletzt und verwirrt, als dafür kritisiert zu werden, dass es ist wie Sie. Wenn Sie das vermeiden wollen, werden einige dieser Dinge Sie zwingen, Ihre eigenen Gewohnheiten und Muster zu ändern – und am Ende ist das vielleicht das wertvollste Beispiel, das man einem Kind geben kann.

Mit Kindern zu leben und sie aufzuziehen, inspiriert und motiviert Eltern, ihre Gewohnheiten und Werte zu ändern. Manchmal zwingt es sie auch dazu. Das Gleiche gilt im Idealfall für nahe, auf Liebe basierende Beziehungen zwischen Erwachsenen. Die Herausforderungen und Belohnungen beider Beziehungsarten lassen uns als menschliche Wesen wachsen und reifen. Ich kannte mal eine Mutter mit einem Sohn, der große Schwierigkeiten hatte; und an ihrem fünfzigsten Geburtstag trug sie ein T-Shirt mit der Aufschrift: »Ich bin 50, und mein Sohn hat mich gut aufgezogen!« Dieser wechselseitige Einfluss und diese gegenseitige Inspiration waren schon immer eine Gegebenheit im Familienleben, aber wir haben erst vor fünfzig Jahren begonnen, dem Rechnung zu tragen. Bis dahin wurden Erziehung und das Aufziehen von Kindern üblicherweise als Einbahnstraße gesehen, bei der Weisheit und Erkenntnisse von den Eltern zu den Kindern wanderten und niemals umgekehrt.

Ein intuitiv verbundenes Elternteil wird, wenn es sich seiner Bedeutung im Leben des Kindes nicht bewusst ist, oft sehr destruktive Konfrontationen mit dem Kind erleben. Das passiert, weil das Kind sich danach sehnt, dass das entsprechende Elternteil die besondere Verbindung erkennt und wertschätzt, und weil es frustriert und verzweifelt wird, wenn das nicht geschieht. Manche Kinder üben sich in der Hoffnung, dass das Elternteil irgendwann den entscheidenden Schritt gehen wird, in Zurückhaltung. Andere Kinder trommeln gegen die Tür, und altmodische Psychologen würden ihr Verhalten als Aufmerksamkeitsbedürfnis definieren, was es aber nicht ist. Das Kind versucht nicht, Aufmerksamkeit auf *sich* zu lenken, sondern auf die fehlende Qualität des Kontaktes. Für das Kind ist das ein grundlegendes existentielles Bedürfnis, das das Potential hat, für das intuitiv mit ihm verbundene Elternteil zu einer existentiellen Herausforderung zu werden. Oft lebt das betroffene Elternteil schuldlos in Unwissenheit über diese Herausforderung.

Diese Eltern sind oft genauso frustriert, und sie zweifeln an ihrem eigenen Wert als Eltern. Bei ihren Versuchen, sich so zu verhalten, wie sie glauben, dass gute und verantwortungsbewusste Eltern es tun sollten, neigen sie zu der Reaktion, einfach lauter zu werden. Das tun wir alle – unabhängig von unserem Alter –, wenn wir uns in einer Beziehung nicht wertvoll fühlen. Je mehr das passiert, desto größere Distanz wird geschaffen und desto einsamer werden beide Beteiligten.

Auf der anderen Seite ist die Anzahl der möglichen Belohnungen groß. Der Begriff »Quality Time« ist immer beliebter geworden, seit Eltern immer mehr Zeit auf der Arbeit verbringen. Meiner Ansicht nach ist das allgemeine Verständnis dieses Begriffs in sich widersprüchlich, und zwar dann, wenn er Zeit bedeutet, die man mit dem Kind nach dessen Bedingungen verbringt. Das fügt dem Leben des Kindes nur noch einen weiteren Unterhalter hinzu. Wenn Sie diesen Begriff überhaupt benutzen wollen, ist es wichtig, dass Sie sich darüber klar werden, dass es nur »Quality Moments« gibt – das heißt, kurze Augenblicke tiefer Verbundenheit und gegenseitigen Verständnisses –, und das sind oft die stillen Momente.

Um solche Momente zu erleben, müssen Eltern den Boden bereiten. In dieser Hinsicht gibt es zwi schen den beiden Elternteilen keinen Unterschied – und das gilt auch für Großeltern, Freunde und so weiter. Im Grunde gibt es eine unendliche Anzahl von möglichen Situationen und Aktivitäten, aus denen man wählen kann. Und es gibt zwei wichtige Dinge, die Eltern mitbringen müssen: Sie müssen Freude an der Aktivität oder gegebenenfalls an dem Nichtvorhandensein von Aktivität haben. Und sie müssen sich bewusst sein, dass das Zusammensein wichtiger ist als die Aktivität selbst. Kinder wissen das instinktiv, und sie laden ihre Eltern oft ein, indem sie Aktivitäten vorschlagen, die beiden Seiten gefallen könnten. Sie werden nur dann fordernd, wenn ihrem Bedürfnis nach Nähe nicht entsprochen wird.

Hier ein paar Möglichkeiten: Lesen Sie laut vor oder lesen Sie gemeinsam; stellen Sie eine Sammlung der Schätze Ihres Kindes zusammen; schauen Sie alte Familienfotos an; sitzen Sie am Strand, an einem See oder an einem Fluss; singen Sie und machen Sie Musik; finden Sie einen Anlass um zu feiern; schauen Sie die Sterne oder den Regen an; kochen und backen Sie; gehen Sie angeln; spielen Sie Karten; besuchen Sie wichtige Orte Ihrer Kindheit. Was auch immer Sie tun, tun Sie es in erster Linie, um den Moment zu genießen. Jede Form von erzieherischer Absicht oder Zielsetzung wird es verderben. Über die Welt, Mathematik und all das andere wird Ihr Kind von anderen lernen – aber über Sie kann es nur von Ihnen selbst lernen.

Erwachsene Paare machen manchmal eine ähnlich genussvolle Erfahrung, wenn sie plötzlich unstrukturierte und ungeplante Zeit miteinander haben. Wenn alles, was auf der Tagesordnung stand, besprochen ist, folgt eine angenehme Stille und beide fangen an, Sachen zu erzählen, von denen sie noch nicht einmal wussten, dass sie sie gedacht haben. Diese Art der Präsenz und Nähe ist für alle Liebesbeziehungen zwischen Erwachsenen genauso bedeutungsvoll, wie sie es für die Beziehung zwischen Eltern und Kindern ist.

Für solche Momente zwischen einem Kind und einem oder beiden Eltern den Boden zu bereiten, liegt in der Verantwortung des Elternteils beziehungsweise der Eltern, und es ist insbesondere für das intuitiv verbundene Elternteil wichtig, Initiative und Führung zu zeigen. Es ist also nicht so eine gute Idee, zu fragen: »Willst du mit mir angeln gehen?« – einfach, weil man hinter einer solchen Frage seine eigenen Gefühle und Wünsche versteckt. Es ist viel produktiver, zu sagen: »Ich habe Lust, morgen angeln zu gehen, und ich möchte gern, dass du mitkommst.« Mit anderen Worten: Sagen Sie, was Sie tun wollen, und schenken Sie den Reaktionen des Kindes Aufmerksamkeit.

Wenn die besondere Verbindung erkannt wurde, gibt es eine andere Art von »Quality Time«: wenn das entsprechende Elternteil das Kind in seine eigene Welt – das können Gedanken, persönliche Erfahrungen, Lieblingsbeschäftigungen oder Lebensträume sein – miteinbezieht. Das kann auch heißen, dass Sie Ihr Kind mit zum Autowaschen nehmen, dass Sie mit ihm Ihre Familie besuchen oder dass Sie es einladen, Ihnen auf der Arbeit Gesellschaft zu leisten oder Ihnen beim Streichen des Hauses oder bei der Gartenarbeit zu helfen. Es gibt keinen besseren Weg für ein Kind, seine Eltern kennenzulernen, unabhängig davon, ob eine intuitive Verbindung existiert oder nicht.

Als intuitiv verbundenes Elternteil ist Ihr enormes Potential, Ihr Kind zu unterstützen und ihm in schwierigen Zeiten im Leben zu helfen, nicht nur für Ihr Kind und Ihre Familie wertvoll. Sie befinden sich außerdem in einer sehr privilegierten Position, in der Sie die Möglichkeit haben, aus der ultimativen Erfahrung, als Mensch für einen anderen Menschen wertvoll zu sein, Freude und Wachstum schöpfen zu können.

Wenn Eltern sich trennen

Der Hauptgrund, dass ich vor diesem Buch nie etwas über die intuitive Verbindung geschrieben habe, war immer meine Angst, dass Eltern meine Aussagen im Laufe des Trennungsprozesses gegeneinander und gegen ihre Kinder benutzen könnten. Manche Eltern neigen dazu, zu vergessen, dass alles, was sie tun, um einander zu verletzen, auch ihre Kinder verletzt. Manche Trennungen werden so gemein und hässlich, dass – meiner beruflichen Meinung nach – den Eltern das Privileg, mit ihren Kindern zusammenzuleben, aberkannt werden sollte, bis sie sich wieder zivilisiert benehmen können. Andere Trennungen sind nur eine Zeit lang unschön, und die meisten sind in dem Sinne in Ordnung, dass die Eltern reif genug sind, Kämpfe um die Kinder zu vermeiden, und dass sie es schaffen, vernünftige Entscheidungen im besten Interesse des Kindes zu treffen. Für diesen Großteil der Eltern können das Wahrnehmen und das Anerkennen der intuitiven Verbindung zu einem sehr konstruktiven Element in der Zukunft aller Beteiligten werden.

Manchmal brauchen Eltern die Hilfe ihrer Kinder, um sich der intuitiven Verbindung bewusst zu werden. Sie treffen die bestmöglichen Entscheidungen über die zukünftigen Lebensbedingungen des Kindes und über den Kontakt mit jedem Elternteil und besprechen diese mit dem Kind. Unabhängig von ihrem Alter ist es schmerzhaft für Kinder, die Familie, wie sie sie ihr ganzes bisheriges Leben lang gekannt haben, zu verlieren. Sie müssen einen Trauerprozess

durchlaufen, der für die meisten Kinder gekennzeich-
net ist durch Phasen mit Traurigkeit und wenig Ener-
gie und Phasen mit Ausgeglichenheit und Kraft.

Es geschieht ziemlich oft, dass ein Kind dauerhaf-
ter traurig wird und seine frühere Lebenskraft verliert.
Manchmal ist es für Eltern fast unmöglich, dahinter
zu kommen, was unter diesen deutlich sichtbaren
Reaktionen wirklich los ist. Kinder ziehen ihre eigenen Schlussfolgerungen in Bezug auf die Frage, welche Form von Kooperation und Loyalität die neue
Familiensituation von ihnen verlangt. Diese Schlussfolgerungen sind weit davon entfernt, immer richtig
zu sein, aber sie sind, was sie sind. Sie verändern
sich nur langsam, denn sie definieren für das Kind
schlicht und einfach, wie es für jedes der Eltern und
für die ganze Familiensituation – das Wohlergehen
der Geschwister eingeschlossen – am Meisten von
Wert sein kann.

Manchmal ist diese verminderte Lebenskraft von
offen geäußerten Wünschen oder Beschwerden begleitet, wie zum Beispiel: »Warum kann ich nicht die
ganze Zeit bei meiner Mutter/meinem Vater leben?«
oder »Ich will meinen Vater nicht so oft besuchen –
seine neue Freundin mag mich nicht.«

Es braucht eine Menge Empathie und moralische
Integrität, das eigene Kind (wenn es die meiste Zeit
bei Ihnen wohnt) zu fragen, ob es lieber bei Ihrem
Expartner leben würde, und die Antwort des Kindes
ist nicht immer einfach zu interpretieren. Doch oft ist
schon allein die Einladung, einen solchen Wunsch zu

verbalisieren, eine Erleichterung für das Kind. Eine Tür steht jetzt einen Spalt breit offen, und das Kind hat die Freiheit, sie notfalls zu öffnen.

Meiner Erfahrung nach ist es für viele Kinder über fünf Jahre sehr schwer, das von dem intuitiv mit ihm verbundenen Elternteil zu bekommen, was sie brauchen, wenn sie nur einen Teil der Zeit bei ihm sind. Es scheint leichter zu sein für Kinder, wenn sich die Eltern für eine 50/50- oder sogar 40/60-Regelung entschieden haben, als die Kinder im Alter zwischen einem und fünf Jahren waren.

Allerdings könnte ich mich hier durchaus irren – mir liegen nicht genug Äußerungen von erwachsenen Kindern, die unter diesen Bedingungen aufgewachsen sind, vor.

Die wichtige Frage ist natürlich, was intuitiv verbundene Elternteile und ihre Kinder tun können, wenn die Umstände den kontinuierlichen Austausch zwischen beiden nicht zulassen. Zu diesem Zeitpunkt weiß ich sehr wenig darüber, ob und wie die Nutzung von Skype, sozialen Medien, Online-Chats und ähnlichen Werkzeugen hilfreich sein könnte.

Meiner Erfahrung nach ist es das Beste, offen zu sein, und dem anderen seine Gedanken und Gefühle im Zusammenhang mit dem unerfüllten Bedürfnis nach einem gemeinsamen Leben mitzuteilen. Ist das Elternteil, bei dem das Kind hauptsächlich lebt, bereit, die Gefühle des Kindes – die Sehnsucht, Leere und Frustration – anzuerkennen und sie nachzuempfinden, ist das ein großer Trost für das Kind. Es darf dann solche Gefühle haben und aussprechen, ohne dass es sich selbst als illoyal empfinden muss.

Wie Charlotte aus dem Beispiel 3 mit ihrer schnellen Gesundung gezeigt hat, ist es viel einfacher, mit einem Verlust umzugehen, wenn wir wissen, was wir verloren haben. Der von mir empfohlene Austausch von Gedanken und Gefühlen entschädigt in keiner Weise für den Verlust und den Schmerz, aber er gibt dem Kind die Freiheit, bedeutsame Beziehungen zu anderen Erwachsenen aufzubauen. Er befreit das Kind außerdem von der Last, sich anders oder sogar »krank« zu fühlen, weil viele seiner Freunde, deren Eltern sich auch getrennt haben, viel besser zurechtkommen.

Was wir bisher nicht wussten

Meiner Erfahrung nach sind die meisten Menschen um die vierzig oder älter erwachsen geworden, ohne dass ihre besondere Verbindung zu ihrer Mutter oder ihrem Vater von beiden Beteiligten erkannt worden wäre. So ging es mir, und ich habe überlebt. Ohne jede bewusste Absicht gelang es mir, auf sehr bedeutungsvolle und uns gegenseitig bereichernde Art und Weise mit vier sehr verschiedenen Männern, die zwanzig bis dreißig Jahre älter waren als ich, eine Verbindung einzugehen. Ich habe sie nie als »Ersatzväter«, wie Sigmund Freud sie vielleicht genannt hätte, gesehen. Sie waren Lehrer, Freunde und Gegenspieler mit ihrer eigenen Berechtigung, und ich konnte mir von jedem einzelnen von ihnen wertvolles Bau-Material für das Fundament meines eigenen Lebens nehmen. Sie waren wirkliche Rollenvorbilder, und zwar in dem Sinne, dass ich sie sowohl in ihrer besten als auch in ihrer schlechtesten Form erlebt habe. Vergleicht man das mit dem bestmöglichen Szenario, bedeutet das eine dreißigjährige Verzögerung, und das ist in Ordnung für mich.

Ich habe im Laufe der Jahre mit vielen Erwachsenen gearbeitet und gesprochen, die plötzlich begriffen haben, was ihnen fehlte und nach was sie sich ihr ganzes Leben lang gesehnt hatten. Nach dem sie sich ausgeweint hatten, waren die meisten von ihnen in der Lage, etliche sehr kreative, kluge und hilfreiche Entscheidungen, die sie in Bezug auf Freunde, Lehrer, Liebespartner und Karrieren getroffen hatten, zu

benennen. Für manche von ihnen bestand die auf-
schlussreichste Entdeckung in der Tatsache, dass sie
die vermisste Nähe und tiefe Inspiration in der Beziehung zu ihren eigenen Kindern hatten finden können.

Meine Schlussfolgerung lautet: Unabhängig davon,
wie wertvoll es ist, wenn Elternteil und Kind sich beide ihrer intuitiven Verbindung bewusst sind und sie
nutzen können – das Kind kann auf jeden Fall auch
ohne dieses gegenseitige Erkennen ein gutes Leben
zu führen. Allerdings weiß ich zu diesem Zeitpunkt
nicht genug darüber, wie das gleiche Phänomen die
Lebensqualität der Mütter und Väter beeinflusst.

Bücher

Juul, Jesper: *Aggression. Warum sie für uns und unsere Kinder notwendig ist.* Frankfurt am Main 2014.

Juul, Jesper: *Aus Erziehung wird Beziehung.* Frankfurt am Main 2005.

Juul, Jesper: *Aus Stiefeltern werden Bonuseltern.* München 2011.

Juul, Jesper: *Das Familienhaus: Wie Große und Kleine gut miteinander auskommen.* Weinheim und Basel 2015.

Juul, Jesper: *Dein kompetentes Kind. Auf dem Weg zu einer neuen Wertegrundlage für die ganze Familie.* Reinbek bei Hamburg 2009.

Juul, Jesper: *Die kompetente Familie.* München 2010, Weinheim und Basel 2015.

Juul, Jesper: *Elterncoaching: Gelassen erziehen.* Weinheim und Basel 2014.

Juul, Jesper: *Frau und Mutter.* München 2012.

Juul, Jesper: *Grenzen, Nähe, Respekt.* Reinbek bei Hamburg 2009.

Juul, Jesper: *Nein aus Liebe.* München 2010, Weinheim und Basel 2014.

Juul, Jesper: *Leitwolf sein. Elterliche Führung der Zukunft und ihr geschichtlicher Hintergrund.* München 2014.

Juul, Jesper; Hoeg, Peter; Bertelsen, Jes; Hildebrandt, Steen; Jensen, Helle; Stubberup, Michael: *Miteinander. Wie Empathie Kinder stark macht.* Weinheim und Basel 2012.

Juul, Jesper: *Pubertät. Wenn Erziehen nicht mehr geht. Gelassen durch stürmische Zeiten.* München 2010.

Juul, Jesper; Jensen, Helle; Bertelsen, Jes: *Ruhe und Präsenz in der Schule. Hilfe im Schulalltag für Fachleute und Eltern.* DVD. München 2014.

Juul, Jesper: *Schulinfarkt. Was wir tun können, damit es Kindern, Eltern und Lehrern besser geht.* München 2013.

Juul, Jesper: *Unser Kind ist chronisch krank.* Weinheim und Basel 2014.

Juul, Jesper: *Vier Werte die Kinder ein Leben lang tragen.* München 2012.

Juul, Jesper: *Vier Werte Eltern und Jugendliche durch die Pubertät tragen.* München 2012.

Juul, Jesper; Jensen, Helle: *Vom Gehorsam zur Verantwortung. Für eine neue Erziehungskultur.* Weinheim und Basel 2009.

Juul, Jesper: *Was Familien trägt.* München 2006, Weinheim und Basel 2013.

Juul, Jesper: *Wollen wir wirklich starke und gesunde Kinder?* München 2013.

Juul, Jesper: *Familienberatung – Worauf es ankommt, wie sie gelingt.* München 2012.

DVDs

Juul, Jesper; Jensen, Helle: *Die 9. Intelligenz – die Intelligenz des Herzens.* DVD. München 2010.

Juul, Jesper: *Kinder, Familien, Schulen unter Druck.* 2 DVDs. München 2011.

Juul, Jesper; Hüther, Prof. DDr. Gerald: *Erziehen mit Herz und Hirn.* DVD. München 2009.

Juul, Jesper; Dr. Bernhard Bueb; Rupert Voß:
Gibt es unerreichbare Jugendliche – oder sind unsere Arme zu kurz. 2 DVDs. München 2011.

Juul, Jesper: *Familien mit Vorschulkindern.*
2 DVDs. München 2011.

Juul, Jesper: *Was erzieht wirklich.*
DVD Berlin 2009.

Juul, Jesper: *Wenn Kinder Jugendliche werden.*
DVD Berlin 2010.

Juul, Jesper: *Pubertät ist eine Tatsache, keine Krankheit.*
2 DVDs. München 2010.

Juul, Jesper: *Werte in Familie und Partnerschaft.*
DVD München 2010.

Juul, Jesper; Voelchert Mathias: *Trennung und dann...*
DVD München 2011.

Alle Bücher und DVDs zu beziehen auf
www.familylab.de
http://shop.famlab.de

family/lab.de® – die familienwerkstatt

www.familylab.de
www.familylab.at
www.familylab.ch

familylab.de – die familienwerkstatt ist eine unabhängige Organisation, und die Adresse für Eltern, Lehrer, Mitarbeiter in Unternehmen, die eine solide Basis im Umgang miteinander finden wollen. Für Menschen, die gerne ihre eigenen Werte, im Dialog mit den Erfahrungen von Jesper Juul und familylab bezüglich Familienleben und Kindererziehung, entwickeln wollen.

In der *familienwerkstatt* sind wir Spezialisten darin, Vorträge und Seminare zu gestalten, in denen Eltern und professionelle Fachleute Anregungen und Ideen zu ihrer Arbeit finden können. Und um die bestmögliche Chemie innerhalb der Familie, zwischen Kindern und Erwachsenen, wie auch in Beziehungen innerhalb von Schulen und Betrieben, zu schaffen.

Zum einen haben wir den Wunsch, durch Vorträge, Seminare, Workshops, Symposien, Bücher, Artikel und Filme für Eltern und für Fachleute, die psychosoziale Gesundheit und das Wohlergehen der heutigen und zukünftigen Eltern und Kinder zu verbessern. Damit wollen wir die vielen unterschiedlichen Familien darin unterstützen, gesunde Beziehungen zu schaffen, ohne Gewalt und Missbrauch bei Kindern, Jugendlichen und Erwachsenen.

Zum anderen wollen wir durch öffentliche Bildung, Dialoge, Formulierung von Werten und dem Verbreiten von relevanten, wissenschaftlichen Erkenntnisse die Art und Weise beeinflussen, wie Männer und Frauen über ihre Familien denken und sie aufbauen. Ebenso wollen wir die Werte und das Verhalten in Kinderkrippen, Kindergärten und Schulen so beeinflussen, dass eine optimale Umgebung für ein gemeinsames, soziales, emotionales, kreatives und akademisches Lernen entsteht.

Unsere Vision sind Familien, Institutionen und Gesellschaften mit viel weniger Gewalt, Missbrauch, Sucht und Vernachlässigung. Wir wollen allen guten Willen, Liebe und Hingabe mobilisieren, innerhalb von Familien, Organisationen, wie auch in der Gesellschaft als Ganzem.

»Das Schlüsselwort heißt Beziehung. Ihre Qualität entscheidet über unser Wohlbefinden und unsere Entwicklung als Mensch. Kinder werden mit allen wesentlichen menschlichen Qualitäten geboren und haben daher auch dieselbe Verletzlichkeit und Überlebensfähigkeit wie Erwachsene. Eltern zu sein bedeutet, eine Rolle im Leben einzunehmen, die uns vor große Herausforderungen stellt. – Das sogenannte Problem oder Symptom ist nicht so wichtig. Wichtig ist die Person, die das Symptom trägt. Wir können das Problem nicht lösen, aber wir können Menschen darin unterstützen, destruktive Systeme, Perspektiven und Verhalten ins Konstruktive zu wandeln.« Jesper Juul